Dr Louis ANTOINE
de l'Université de Paris
ANCIEN EXTERNE
DES HOPITAUX DE PARIS
ET DE LA MATERNITÉ
DE L'HOPITAL DE LA PITIÉ

DU

PROCESSUS GANGRÉNEUX

DANS LES ANGINES

DE LA SCARLATINE

Jules ROUSSET
36, RUE SERPENTE
PARIS

1902

DU

PROCESSUS GANGRÉNEUX

DꞮ Louis **ANTOINE**

de l'Université de Paris

ANCIEN EXTERNE DES HOPITAUX DE PARIS

ET DE LA MATERNITÉ

DE L'HOPITAL DE LA PITIÉ

DU

PROCESSUS GANGRÉNEUX

DANS LES ANGINES

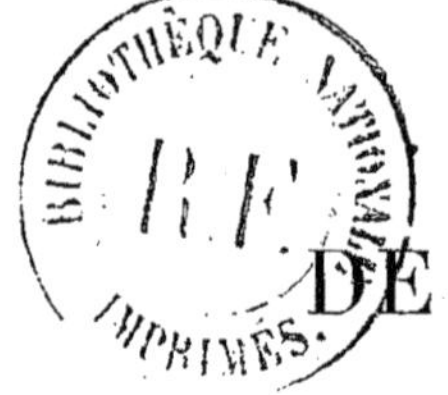

DE LA SCARLATINE

PARIS

Jules ROUSSET

36, RUE SERPENTE

1902

A MES CHERS PARENTS

MEIS ET AMICIS

A MON PRÉSIDENT DE THÈSE

MONSIEUR LE PROFESSEUR HUTINEL

MEMBRE DE L'ACADÉMIE DE MÉDECINE
MÉDECIN DE L'HOSPICE DES ENFANTS-ASSISTÉS
CHEVALIER DE LA LÉGION D'HONNEUR

AVANT-PROPOS

Arrivé aux termes de nos études médicales, nous sommes heureux de rendre ici un public hommage de reconnaissance à ceux de nos maîtres dont la bienveillance et les conseils dévoués ont été pour nous de précieux auxiliaires.

Nous adressons tout particulièrement l'expression de notre vive et bien sincère gratitude à notre maître M. le docteur Variot, médecin de l'hôpital des Enfants-Malades, qui nous a inspiré le sujet de notre thèse, et nous a permis de recueillir les observations qui feront l'objet de ce travail.

M. le docteur Variot a droit aussi à tous nos remerciements pour la bienveillante sollicitude qu'il nous a témoignée, pendant l'année d'externat passée dans son service, et pour l'enseignement que nous avons pu retirer de ses causeries au lit du malade et de ses leçons cliniques, où il a su traiter avec beaucoup de profit pour nous, les questions les plus difficiles de la pédiatrie.

Nous avons été initié aux éléments de la chirurgie par M. le professeur agrégé Monod, M. le docteur Arrou à l'hôpital Saint-Antoine, et par M. le docteur

Routier à l'hôpital Necker ; nous ne saurions trop remercier ces maîtres de leur précieux enseignement.

M. le docteur Moutard-Martin, médecin des hôpitaux, qui nous prodigua dans son service ses conseils, toujours si pratiques, de clinique médicale, voudra bien accepter nos sincères remerciements.

Nous tenons à exprimer notre respectueuse reconnaissance à M. le professeur agrégé Lepage, qui a été pour nous un maître savant et dévoué ; il ne laissait passer aucun fait sans en tirer partie pour notre instruction, et nous avons pu être ainsi initié, avec la plus grande facilité, aux pratiques obstétricales. Nous saurons aussi nous rappeler ses conseils déontologiques si précieux à notre époque.

Nous n'aurons garde d'oublier en cette circonstance : M. le professeur agrégé Desgrez, qui nous a toujours accueilli avec la plus grande bienveillance ;

M. le docteur Triboulet, médecin des hôpitaux, qui fut notre chef pendant quelque temps ;

M. Pierre Roy, interne des hôpitaux qui sut nous prêter l'appui de ses connaissances en clinique infantile.

Enfin que M. le professeur Hutinel, qui nous fait l'honneur d'accepter la présidence de cette thèse, nous permette de lui adresser ici, l'expression de toute notre reconnaissance et de notre profond respect.

INTRODUCTION

Nous avons l'intention d'étudier une des complications les plus redoutables que l'on puisse rencontrer dans la scarlatine : *l'angine gangréneuse*. Ainsi que l'a fait remarquer M. Variot, il nous a paru que la gangrène du pharynx n'était pas ici une complication inexplicable et inattendue, mais simplement l'exagération exceptionnelle de la tendance nécrotique, caractéristique de l'angine scarlatineuse.

L'idée de ce travail nous a été donnée à la suite des faits, que nous avons observés au pavillon de la scarlatine à l'hôpital des Enfants-Malades, où nous avons eu la bonne fortune de pouvoir suivre *cinq cas d'angine gangréneuse* (trois cas avec M. Variot et deux avec M. Triboulet) ; nous avons pu nous rendre compte aussi combien les ulcérations simples et bénignes du pharynx étaient fréquentes, même dans les scarlatines non compliquées.

Les travaux modernes ont surtout porté sur les rapports de l'angine et de la fièvre, sur la nature des exsudats précoces ou tardifs, angines à streptocoques ou à bacilles de Loeffler. Il nous a semblé important de réunir ces données cliniques, pour essayer de montrer combien, même en dehors de la diphtérie secondaire dont, pour ainsi dire le traitement est à côté du mal, certaines angines peuvent amener une terminaison fatale par un processus gangréneux extensif, sans qu'au début de la scarlatine on puisse en diagnostiquer la venue.

Décrites surtout au xviiie siècle, en Angleterre, par Fothergill, Huxham, où elles accompagnaient dans un grand nombre de cas la scarlatine, ces gangrènes paraissent actuellement s'observer plus rarement en France.

Les cinq cas, que nous avons examinés et qui semblent indiquer un réveil du génie épidémique, feront le sujet de cette thèse ; et ainsi nous espérons montrer quelles importantes complications peuvent venir se greffer sur l'amygdalite primitive, point de départ de la scarlatine, comme le voudrait Bergé.

Dans une première partie, nous rappellerons les caractères de l'angine scarlatineuse en général et nous insisterons surtout sur *l'ulcération*, marque du processus nécrotique normal.

La deuxième partie comprendra l'étude des angines gangréneuses proprement dites et des cinq observations déjà mentionnées dans la statistique de MM. Variot et Roy (1).

(1) *Société médicale*, mai 1902.

PREMIÈRE PARTIE

L'ANGINE DANS LA SCARLATINE

CHAPITRE PREMIER

I. — Considérations générales

La scarlatine est une maladie infectieuse, conta-
gieuse, épidémique, dont la caractéristique importante,
l'élément indispensable de son complexus symptoma-
tique est : l'érythème, raison pour laquelle on l'a rangée
parmi les fièvres éruptives.

Actuellement, on semble vouloir admettre qu'en
dehors de l'éruption, on doit faire une place importante
à un autre symptôme : l'*angine* qui, avec l'*érythème*
et la *température* vient former les trois grands éléments cliniques de la fièvre scarlatine.

Depuis les travaux de Bergé (1), qui semblent de
plus en plus confirmés par les travaux de MM. Variot
et Devé, Variot et Roy, Mage (2), l'angine de la scarlatine tend à prendre la première place, à devenir le
symptôme dominant à côté de l'éruption, qui pour-

(1) Bergé. Thèse de Paris, 1895.
(2) Mage. Thèse de Paris, 1901.

rait-on presque le dire, n'interviendrait plus que comme moyen de diagnostic. En réalité, sans admettre une opinion aussi exclusive, nous pouvons dire que l'angine est un des éléments morbides des plus importants non seulement dans son apparition, dans ses manifestàtions, dans sa gravité, mais surtout dans ses complications. Probablement, point de départ de l'infection scarlatineuse, porte d'entrée du microbe, l'angine peut apparaître seulement comme un symptôme de même ordre que l'éruption, tandis que, dans certains cas, elle va devenir toute la maladie.

Des complications surviennent, le bacille de Löffler se greffe sur les lésions primitives, s'il n'existe pas d'emblée ; ou bien, comme nous le verrons, l'angine devient gangréneuse, le processus de mortification est assez intense pour envahir les régions voisines et l'éruption de la scarlatine semble noyée et oubliée devant les processus tardifs graves qui évoluent et emportent la malade.

II. — Les angines dans la scarlatine

Dès maintenant, il importe d'être bien fixé sur le sens exact que l'on doit donner au mot angine dans la scarlatine.

Les anciens auteurs considéraient surtout l'angine comme une complication, tout en réservant une place à l'énanthème et au mal de gorge caractéristique du début. Il suffit d'ailleurs de préciser différents termes qui ont été nettement séparés par Bergé. Pour cet auteur, sans nous arrêter maintenant à l'hypothèse qu'il avait émise sur la nature streptococcique de la scarlatine, l'infection de l'organisme procède de la manière suivante. La première réaction inflammatoire est, dans la grande majorité des cas, une réaction amygdalienne ; c'est là, la porte d'entrée ; puis les microbes et leurs toxines vont diffuser, donnant naissance à une éruption.

L'amygdalite peut manquer : les scarlatines chirurgicales et puerpérales, prenant naissance à la suite d'une plaie cutanée ou muqueuse, en forment les exemples les plus fréquents.

L'éruption est externe et interne. Cette dernière appelée l'*énanthème* couvrira, de sa coloration plus ou moins rosée, rouge vif ou framboisée, le pharynx et le voile du palais se confondant souvent{au début avec l'amygdalite primitive.

Que l'inflammation devienne plus forte de par l'intensité d'un germe hypervirulent ou du peu de résistance du terrain, l'angine apparaît, les enduits pultacés ou pseudo-membraneux prennent naissance et nous sommes maintenant en présence de véritables complications plus ou moins précoces, plus ou moins tardives, comme la diphtérie ou la gangrène.

Donc à côté de l'*angine symptôme*, nous pouvons mettre en opposition l'*angine complication*.

III. — **Angine symptôme et Angine complication**

L'angine symptôme est celle du début de l'infection, caractérisée par l'apparition au milieu de phénomènes généraux, plus ou moins variés, de sécheresse de la bouche et de la gorge, de gêne de la déglutition, avec rougeur assez vive, carminée, de la muqueuse amygdalienne accompagnée d'un peu de gonflement.

En même temps, l'engorgement ganglionnaire se prononce, la fièvre s'établit et l'état saburral des voies digestives supérieures fait place à une desquamation papillaire de la langue, langue vernissée ou framboisée. Jamais contrairement à l'opinion de Lasègue, nous n'avons rencontré de miliaires pharyngées donnant naissance à l'enduit pultacé par rupture des vésicules.

Si, au contraire, l'angine augmente et devient l'angine complication, nous aurons, suivant la classification de Bourges (en dehors de l'angine érythémateuse accompagnée ou non d'exsudat pultacé, facilement enlevable et se dissolvant rapidement dans l'eau), d'une part : les *angines pseudo-membraneuses*, précoces ou tardives, d'autre part : les *angines gangréneuses*.

Parmi les angines pseudo-membraneuses avec exsudation de fibrine et formation d'une fausse membrane organisée, les unes sont précoces, apparaissant dès les 3 ou 4 premiers jours, les autres sont tardives et s'observent vers le dixième jour de l'évolution.

D'après les recherches bactéirologiques de MM.

Wurtz et Bourges (1), les premières seraient presque toujours des angines streptococciques, les secondes relèveraient le plus habituellement d'une infection surajoutée due au bacille de Löffler.

Sans nous attarder à citer les travaux contradictoires à ce sujet, nous pouvons cependant déjà dire que, parmi les observations relevées dans notre thèse, plusieurs viennent infirmer l'opinion émise par les précédents auteurs.

Il reste toujours admis cependant que le diagnostic clinique dans ces cas, est excessivement difficile et qu'il ne peut se passer du contrôle bactériologique.

Aussi, en présence d'une angine à fausses membranes, doit-on faire toutes les réserves au sujet de la coexistence possible d'une diphtérie. Il en est de même, au début, de l'autre complication : *l'angine gangréneuse ;* celle-ci survient d'ordinaire au cours d'une angine à fausses membranes et il est impossible de prévoir l'évolution gangréneuse qui va survenir.

Notre deuxième partie comprendra l'étude de ces cas de gangrène.

IV. — Ulcérations de la scarlatine

Auparavant, nous devons revenir sur l'une des caractéristiques de l'angine de la scarlatine : *l'ulcéra-*

(1) *Archives de médecine expérimentale,* mai 1890.

tion, lésion dont nous aurons plus tard à nous occuper, quand nous rechercherons quel peut être le lien entre l'angine, l'ulcération et l'apparition de la gangrène.

Ces ulcérations ont été surtout signalées dans un mémoire de MM. Variot et Devé (1), et se sont rencontrées aussi bien chez les sujets atteints d'angine simple que d'angine pseudo-membraneuse avec présence ou absence de Löffler. L'angine de la scarlatine est donc bien, comme le voulait Hénoch, *une angine à tendance nécrotique*.

V. — L'Angine gouverne la fièvre

Pour terminer, nous allons résumer les rapports qui existent entre l'angine et la fièvre. Déjà Trousseau considérait : « Le mal de gorge comme le côté essentiel de la maladie ». ; depuis Bergé et M. Variot ont avancé que l'hyperthermie était bien plus fonction de l'angine que de l'infection scarlatineuse.

Pour ce dernier auteur, « l'angine gouverne la fièvre. »

Voici les résultats fournis d'une part par la statistique de MM. Variot et Devé, d'autre part, par la statistique de MM. Variot et Roy.

Dans la première, 525 cas de scarlatine ont été examinés : 122 n'ont pu être utilisés par suite de la présence d'une complication ayant altéré la marche habi-

(1) Variot et Devé. *Société médicale des hôpitaux*, 1900.

tuelle de la température ; restent 403 cas de scarlatine normale sur lesquels 185 fois la marche des trois facteurs : *fièvre, éruption, température*, a été parallèle. Des 107 autres cas, 95 sont positifs, l'angine et non l'éruption a eu une influence très nette sur le cycle fébrile de la maladie ; 12 cas seulement ont été négatifs : l'angine de moyenne ou de forte intensité n'ayant pas été suivie d'une ascension thermique bien marquée.

Le pourcentage de ces observations donne donc 88 pour 100 de cas où l'angine a gouverné la fièvre dans la scarlatine sans complication.

Dans la récente statistique de MM. Variot et Roy, nous trouvons les chiffres suivants : sur 339 cas, 243 fois les éléments fièvre, éruption, température, ont marché de pair ; « 85 fois l'angine et l'érythème ont été dissociés de la manière suivante : 56 fois, il y a eu une angine intense, un érythème léger et une forte fièvre ; 20 fois une angine bénigne, un érythème intense et cependant une fièvre légère.

Neuf cas ont échappé à cette règle clinique ; une fois l'angine était intense, l'érythème léger et la température peu élevée ; 8 fois l'angine était bénigne, l'érythème intense et la température élevée. Ces exceptions peu nombreuses prouvent simplement et une fois de plus que les règles cliniques que nous parvenons à poser n'ont presque jamais une valeur tout à fait absolue (1). »

(1) Variot et Roy. *Société médicale des hôpitaux*, 1902.

Différentes données viennent d'ailleurs à l'appui de ces statistiques ; la fièvre en effet précède l'éruption, et c'est l'ascension thermique contemporaine du mal de gorge qui fait la première son apparition.

Enfin dernier fait important : la fièvre n'est pas modifiée par l'apparition de l'éruption. Elevée dès le début, la courbe thermique après quelques rémissions le 4ᵉ ou 5ᵉ jour, dans les cas de moyenne intensité et sans complication, est redevenue normale au douzième jour environ.

La fièvre se prolongeant, si on ne trouve aucune complication capable de l'expliquer, on examinera la gorge et on trouvera toujours, sinon une forte lésion, du moins une amygdale légèrement rougeâtre et encore tuméfiée.

Par contre certaines scarlatines, ainsi que Fiessinger (1) l'a montré, peuvent évoluer sans fièvre ; mais dans ces cas plus fréquents chez les enfants, l'angine est légère et cette forme anormale rentre, dans une certaine mesure, dans la proposition énoncée auparavant.

VI. — **Scarlatine sans angine**

Certaines anomalies peuvent survenir dans l'évolution de l'angine ; comme l'éruption ou la fièvre, l'angine peut aussi faire défaut. Rilliet et Barthez, Cadet de

---

(1) Fiessinger, *Semaine médicale*. Juillet 1893.

Gassicourt en auraient relaté d'assez nombreuses observations, ajoutant que ces cas coïncident presque toujours avec des formes légères. Actuellement l'unanimité des auteurs reconnaît la rareté de ces faits et admet même dans les scarlatines légères, la simple amygdalite, porte d'entrée de l'infection.

CHAPITRE II

Nature de l'infection scarlatineuse

L'agent microbien le plus ordinairement rencontré aussi bien au niveau des infections secondaires qu'au niveau de la gorge, est le streptocoque ; aussi Bergé a-t-il pu dire que la scarlatine relevait d'une infection streptococcique à point de départ amygdalien, la scarlatine étant pour lui une véritable angine érythémogène, l'infection naissant au niveau de l'amygdale et diffusant par ses toxines dans tout l'organisme.

Peut-être pourrait-on individualiser le streptocoque qui deviendrait alors d'une espèce un peu particulière comme le streptocoque de Fehleisen. Kurth, récemment, a décrit dans la scarlatine, une variété spéciale de streptocoque : le *streptocoque conglomeratus* qui présenterait quelques particularités de culture. Dans le bouillon, la culture formerait de gros amas tombant au fond du tube, et les chaînettes de ce microbe, étroite-

ment imbriquées, se présenteraient rarement iso-
lées (1). M. Park aurait trouvé ce streptococcus
conglomeratus dans la muqueuse buccale des enfants
sains et ne considérerait pas le streptococcus conglomeratus de Kurth comme agent pathogène de la scarlatine (2).

Dans un cas d'ulcération, M. Roger a signalé une
nouvelle variété de streptocoque, se cultivant diffici-
lement.« Semé sur agar, il ne pousse que dans l'eau
de condensation du tube : le milieu solide reste abso-
lument dépourvu de toute colonie. L'eau de condensation renferme de petites masses floconneuses.
L'examen microscopique montre des chaînettes de
grains irréguliers qui ont la caractéristique très particulière de donner des expansions latérales. » M. Roger
appelle ce streptocoque: le *streptocoque ramosus* (3).

Si nous relatons ici les examens bactériologiques
de cet auteur dans 2213 cas de scarlatine, nous voyons
qu'il a trouvé de nombreux micro-organismes : des
tétracoques, des streptocoques, des staphylocoques,
des pneumocoques séparés ou associés, enfin, dans
quelques cas : l'oïdium albicans, des spirilles et des
bacilles indéterminés. Au point de vue bactériologique, la question n'est donc pas complètement réso-
lue.

(1) Roger. *Maladies infectieuses*. Tome I, page 289.
(2) *Traité de médecine,* de Brouardel et Gilbert. Article de Wurtz.
(3) Roger. *Maladies infectieuses,* I, page 291.

L'ANGINE GANGRÉNEUSE

CHAPITRE I

Après avoir montré les rapports qui relient entre
eux : énanthème scarlatin, angine et fièvre, nous
allons étudier l'*angine gangréneuse*. Celle-ci, au début,
avait été confondue parmi les angines de la scarlatine,
avec les angines à streptocoques et les angines à Löffler.
Si Bretonneau avait bien mis en relief la scarlatine, il
avait, par contre, presque nié l'angine gangréneuse ; son
élève Trousseau était cependant revenu sur une opinion aussi exclusive. La gangrène du pharynx commence à reprendre sa place dans le cadre nosologique,
aussi bien gangrène primitive que gangrène secondaire.

Une des épidémies les plus importantes, car il semble
que l'évolution de ces angines gangréneuses dans la
scarlatine se soit présentée sous forme épidémique,
a été décrite par Fothergill et Huxham. Depuis la
fin du XVIIIe siècle, ces angines étaient devenues très
rares ; quelques observations étaient recueillies, par
hasard, sans que l'on ait eu des cas en série. Les
faits que nous avons observés par leur nombre et
leur gravité nous ont semblé devoir être relatés, surtout au point de vue clinique.

Avant d'en donner les observations, nous indique-
rons la méthode suivie :

La température a été prise deux fois par jour (matin et soir) ; l'érythème scarlatin a été noté suivant une gradation introduite dans le service par M. Variot : le n° 1 représente les érythèmes légers, fugaces ou n'ayant occupé qu'une partie du corps ; le n° 2, les érythèmes d'intensité ou d'étendue moyenne ; le n° 3, les érythèmes intenses, confluents et généralisés.

Quant à l'angine, pour en conserver le souvenir d'une façon durable des schémas de la cavité bucco-pharyngée permettent de topographier avec des crayons de différentes couleurs : le gonflement, l'exsudat, les ulcérations et les eschares gangréneuses.

OBSERVATION I

F. Hamp..., 3 ans, entré le 10 janvier au pavillon Trousseau.

Les antécédents héréditaires ne signalent rien de particulier ; les parents sont bien portants.

Quatre autres enfants également bien portants ; cependant l'un d'eux est entré quelques jours après dans le pavillon, atteint de scarlatine ; mais, disons-le de suite, il n'a pas présenté comme son frère d'accidents gangréneux.

Le 8 janvier 1901, dans la matinée, l'enfant a été un peu souffrant, malaise général et courbature ; ni vomissements, ni diarrhée.

Le 9, vers le soir, la mère aurait constaté l'apparition d'une éruption siégeant au niveau du thorax en même temps que la présence de plusieurs points blancs dans la gorge.

Le 10, l'enfant entre à l'hôpital où nous l'examinons.

Etat actuel.

Présence d'un érythème de couleur rouge vif, avec pointillé d'un rouge plus foncé, occupant tout le corps, prédominant au niveau du thorax et aux plis de flexion, mais respectant la face (Erythème n° 2).

La langue est saburrale, la muqueuse du pharynx présente une rougeur peu intense; cependant l'énanthème scarlatineux est nettement constatable. Les amygdales sont légèrement rougeâtres mais non tuméfiées; il existe sur leur face interne quelques petits points d'exsudat, exsudat friable, crémeux, s'enlevant facilement et comparable à un dépôt pultacé. On rencontre aussi un léger îlot exsudatif au fond du pharynx.

La réaction ganglionnaire est peu marquée, la température est de 40°, mais l'état général est satisfaisant; ni délire, ni troubles du côté des appareils : tube digestif, poumons, cœur. Le pouls bat à 110, la quantité des urines est normale; ni sucre ni albumine,

Le 11, l'éruption commence à pâlir.

Le 12, l'état local est sensiblement le même; la température est toujours à 40°, avec exacerbation de quelques dixièmes le soir; la culture sur sérum gélatiné, qui avait été faite les jours précédents, donne pour résultat : absence du bacille de Löffler, présence de staphylocoques (colonie pure). Ces ensemencements ont été examinés au laboratoire de diphtérie, par M. Deguy.

Le 13, l'exsudat augmente aussi bien sur les amygdales

que sur le pharynx ; devant cet envahissement la diphtérie étant soupçonnée, une injection de sérum antidiphtérique de 20 cmc. est pratiquée.

L'éruption a disparu, la langue est rouge ; rien du côté du larynx.

Le 15 janvier, l'exsudat est devenu épais, consistant, de couleur gris sale ; il n'y a toujours qu'une légère adénopathie mais l'état général est devenu mauvais. L'enfant est abattu ; ses yeux sont cernés ; il a le teint plombé, le pouls petit, rapide et filant.

Le soir : température 39° 2. Rien dans les urines.

Une nouvelle culture signale la présence du bacille de Löffler. (*Pas de jetage.*)

Le 17 janvier, l'enfant présente sur la partie gauche du voile du palais, au niveau de la jonction du pilier antérieur avec la partie latérale gauche de la luette, une ulcération ayant la forme d'un sillon bordé par deux lèvres rougeâtres ; dans le fond du sillon une raie médiane grisâtre, analogue comme couleur à l'exsudat voisin.

L'état général du malade est toujours mauvais ; la température qui depuis le 14 avait paru céder, est de nouveau revenue à 40°.

19 janvier. L'exsudat grisâtre occupe toujours la face interne des deux amygdales et la partie latérale gauche du pharynx. La plaie du voile du palais prend les caractères d'une plaie gangréneuse ; la perte de substance est assez profonde ; l'ulcération, devenue à peu près circulaire, est recouverte d'un enduit sanieux, noirâtre et fétide ; au pourtour la muqueuse est rouge, sombre et livide, vers la région droite du voile, on constate la présence de deux petits points exulcérés où la muqueuse est légèrement entamée.

L'haleine est fétide, peu d'adénopathie ; état général très mauvais, lèvres cyanosées ; la température reste à 40° ; la desquamation commence.

Le 20, les points ulcérés situés à droite du voile ont nettement pris l'aspect gangréneux; un nouvel ensemencement signale la présence de bacilles de Löffler moyens avec streptocoques et staphylocoques. La gorge présente toujours le même exsudat qui engaine la luette; on découvre maintenant trois ulcérations gangréneuses.

Le 22 janvier, ces ulcérations ont toujours le même aspect; l'exsudat occupe toute la partie postérieure du pharynx.

Le 24, l'exsudat a diminué dans de notables proportions; il persiste cependant, moins accentué sur l'amygdale gauche, plus important sur l'amygdale droite.

Les ulcérations gangréneuses n'ont pas de tendance à s'élargir, mais paraissent se creuser davantage.

L'état général est toujours mauvais, mais l'enfant s'alimente bien.

La température est redescendue à 37°6 le matin, remonte à 38°2 le soir.

Le 25, nouvelle ascension thermique, 39°8.

Le 26 janvier, apparition de plaques rougeâtres surélevées à contours assez nets, d'aspect ortié, de la largeur d'une paume de main siégeant sur les différentes parties du corps; cette éruption semble devoir être attribuée à l'injection de sérum faite le 14 janvier.

Les articulations des genoux présentent un léger gonflement avec choc rotulien.

Petite eschare sacrée d'une largeur de deux centimètres.

Du côté du pharynx, les ulcérations se sont creusées davantage, mais leur aspect est meilleur; l'enduit grisâtre est tombé, l'ulcération semble se déterger; le fond apparaît rouge mais son bourgeonnement est sans tendance à la cicatrisation.

Le 27, l'exsudat disparaît.

Le 28, la température est de nouveau redescendue à 37°4 après quelques oscillations entre 38°4 et 39°6.

L'éruption sérique n'est plus visible.

26 janvier. Enfant très affaissé, ne mangeant plus et refu-sant de boire; l'amaigrissement est considérable, le teint terreux et cependant le regard resté très éveillé.

La profondeur des ulcérations gangréneuses augmente toujours, la température remonte le soir vers 39°.

30 janvier. Enfant de plus en plus abattu.

Température : matin 37°9 — soir 38°9.

31 janvier. Température : matin 37°4 — soir 38°9.

Mort dans la soirée au milieu de phénomènes convulsifs.

L'autopsie n'a pas été faite; il y a eu opposition.

Traitement. Injection de sérum antidiphtérique et de sérum physiologique. Lavage de la gorge à l'eau boriquée.

Attouchements des ulcérations avec de la glycérine phé-niquée et résorcissée.

Bains de 30 à 35°.

En résumé, scarlatine d'intensité moyenne avec angine d'abord à staphylocoques, puis à Löffler, enfin production d'angine gangréneuse.

OBSERVATION II

H. C. Wal...., 4 ans et demi ; entré le 11 mars au pavillon Trousseau.

Parents bien portants.

Trois autres enfants bien portants.

L'enfant aurait eu, il y a quelques mois, la varicelle, puis la rougeole.

Le 9 mars, il aurait été pris brusquement de mal de tête

avec vomissements verdâtres ; l'éruption scarlatineuse aurait fait son apparition dans l'après-midi.

Le 11, le malade entre à l'hôpital.

Le 12, examen de l'enfant.

A l'examen de la gorge on note une tuméfaction assez considérable des amygdales et de la luette ; rougeur bien marquée de ces organes, s'étendant aussi au pharynx.

Pas d'exsudat ; langue presque dépouillée, légère adéno-pathie, éruption n° 2.

Rien au cœur, ni aux poumons ; pas de troubles nerveux ; ni sucre, ni albumine dans les urines.

Traitement : Bains, lavages, attouchements à la glycé-rine phéniquée.

Le 13 mars, l'éruption est la même ; l'état de la gorge est à peu près semblable ; cependant, un léger exsudat parait se former sur l'amygdale gauche.

Le 14 mars, l'éruption diminue, la température baisse un peu ; exsudat amygdalien à droite et à gauche ; légère adénopathie.

Le 15 mars, des deux côtés, à la réunion de la luette et des piliers antérieurs, présence de deux légères ulcéra-tions, bien mises en évidence, après avoir enlevé l'exsudat qui les recouvre.

Tendance nécrotique très nette.

Les cultures jusqu'ici n'ont donné que du streptocoque.

16 mars, les ulcérations se creusent et se couvrent d'un exsudat abondant, sanieux et gangréneux.

L'haleine est très fétide, l'adénopathie très marquée, surtout à droite.

17 mars. L'examen bactériologique révèle la présence de Löffler court. Température : 39°6 et 39°1. Celle-ci, d'ailleurs, s'est toujours maintenue dans les mêmes conditions.

L'éruption a complètement disparu, la luette est engainée, l'exsudat recouvrant les ulcérations augmente.

18 mars : La desquamation commence aux mains, au pourtour des ongles.

19 mars : Même aspect de la gorge ; les ulcérations paraissent stationnaires, la langue se dépouille ; un peu de larmoiement de l'œil droit ; la partie interne de l'œil est gonflée, fortement rougeâtre ; l'inflammation s'étend sur un travers de doigt aux régions nasales et géniennes.

20 mars : température 39°.

La rougeur de l'œil constatée hier, n'existe plus ; par contre, au niveau de la racine du nez, empiétant sur la région frontale, se trouve une petite plaque circulaire brunâtre, de l'étendue d'une pièce de 50 centimes et ressemblant à une eschare. Une plaque identique existe aussi sur la paupière supérieure droite.

Croutelles au niveau du nez. Jetage.

Lèvres excoriées, avec produits épidermiques brunâtres, saignant facilement.

Les ulcérations du voile sont toujours dans le même état.

Adénopathie gauche, un peu diminuée, rejet du lait par le nez.

22 mars : température 39°2 ; l'exsudat qui entourait la luette, a diminué, les ulcérations ne paraissent avoir aucune tendance à se déterger. Les lésions cutanées sont plus étendues.

24 mars : l'état général du malade s'aggrave sensiblement ; les exsudats, qui recouvrent les pertes de substance, sont plus abondants.

26 mars : les yeux sont excavés, le facies est pâle, les lèvres s'excorient davantage, les ulcérations s'étendent sur les amygdales, la luette et le pharynx ; légère dyspnée, aphonie, toux un peu rauque. Eruption de sérum, surtout localisée autour des petites articulations, ainsi qu'aux genoux et aux coudes.

Le 27 : Mort, à minuit, au milieu de phénomènes convulsifs : la température s'était élevée vers 40°.

Traitement : Sérum antidiphtérique, bains, lavages et cautérisation.

Autopsie. Sang noirâtre. Rate grosse, à caractère infectieux. Foie gros, congestionné ; légère congestion des deux bases des poumons. Rien au cœur.

Les ulcérations existent, non seulement, sur la face antérieure du voile, mais remontent derrière et gagnent le rhino-pharynx. Rien au larynx.

En résumé, scarlatine d'intensité moyenne survenant chez un enfant à antécédents chargés ; angine à streptocoques puis diphtérie ; enfin angine gangréneuse mortelle.

OBSERVATION III

B. Alice, 6 ans, entrée le 25 juillet au pavillon Trousseau venant du pavillon de la diphtérie.

— Le 20 à son entrée à la diphtérie, la température était de 37° 2.

Un exsudat pseudo-membraneux très important existait sur l'amygdale gauche ; presque rien à droite.

Injection de 30 cmc. de sérum antidiphtérique.

— Le 22, l'exsudat ayant tendance à gagner, nouvelle injection de 20 cmc.

La culture donne du bacille long.

Le 23, apparition d'un érythème scarlatin intense ; température 38°4.

Le 24, passage au pavillon de la scarlatine.

Le 25, nous examinons l'enfant.

Les antécédents recueillis indiquent nettement que l'enfant a eu la rougeole ; la température est de 38°6 ; l'éruption est en voie de régression ; l'exsudat sur les deux amygdales est très léger, mais une ulcération siège à gauche, toujours à l'union du pilier antérieur et de la partie correspondante de la luette : ulcération circulaire, entamant légèrement la muqueuse ; sa présence avait déjà été notée au pavillon de la diphtérie ; d'abord, très petite, sa tendance phagédénique, ne s'était remarquée que le 24 juillet. En même temps, il y avait eu une exacerbation thermique : 39o4, le soir.

Etat saburral de la langue ; rien au cœur, pas de troubles nerveux; un peu de congestion du poumon droit, en arrière ; rien dans les urines.

27 juillet : état général assez grave ; teint pâle, plombé pouls mou, rapide (115 pulsations) ; fétidité de l'haleine, les ulcérations sont couvertes de produits noirâtres d'odeur nauséabonde. Peu d'adénopathie.

28 juillet : l'ulcération a tendance à se propager, elle gagne le côté droit de la luette, l'éruption a disparu, une deuxième culture ne donne plus de bacilles longs mais simplement des streptocoques.

29 juillet : l'ulcération s'étend toujours, mais ne semble pas creuser.

30 juillet : la température est à 39o le matin ; la gangrène augmente ; de nouvelles ulcérations apparaissent à la mâchoire inférieure, derrière les grosses molaires, au point correspondant à l'union de la branche horizontale et de la branche montante du maxillaire inférieur.

Ce sont des ulcérations lenticulaires nettement limitées par un bourrelet rouge ; le fond est légèrement pulpeux, de coloration noirâtre et d'odeur infecte. Au niveau du voile les deux ulcérations se sont réunies et menacent de détruire complètement la luette, qui est aussi engainée par une fausse membrane de même nature.

1e août : la desquamation se montre.

2 août : même état ; la luette est tombée.

4 août : les anciennes ulcérations deviennent plus profondes et saignent facilement ; on remarque une ulcération

siègeant au bord gauche de la base de la langue, une autre siègeant sur le plancher de la bouche, près du canal de Wharton. La muqueuse buccale est rouge ; les gencives tuméfiées, mollasses, saignent facilement ; les dents sont ébranlées et une incisive gauche inférieure tombe ainsi que deux dents de la mâchoire supérieure du côté droit. (1re dentition).

Au niveau des alvéoles se forment, en quelques heures, de nouvelles eschares ; les lèvres fuligineuses saignent facilement : la température monte le soir à 39°4.

Le 5 et 6 août, l'état général semble s'améliorer ; la température descend à 37°8.

Le 9 août, écoulement d'oreille : otite double ; ascension thermique à 38°8. Les ulcérations tendent à se circonscrire.

Le 12 août, diminution des ulcérations ; l'otite est en voie de guérison ; la température est redevenue normale : 37°.

Le 16 août, la malade est en pleine convalescence et sort guérie, le 1er septembre.

Traitement. Cautérisations au permanganate et à l'eau oxygénée.

En résumé : scarlatine d'intensité moyenne, diphtérie, angine gangréneuse guérie.

OBSERVATION IV

Dev. Charlotte, 2 ans, entre le 21 juillet au pavillon de la diphtérie. Elle serait malade depuis 8 jours et se plaindrait de la gorge ; elle aurait eu la coqueluche, il y a deux mois.

Les parents sont bien portants.

L'examen de la gorge montre des fausses membranes

siégeant sur l'amygdale gauche, la couvrant presque entiè-
rement : injection de 30 cmc. de sérum.

22 juillet : examen microscopique : pas de Löffler, mais
staphylocoques, bacilles fusiformes et spirilles de Vincent ;
on porte le diagnostic d'angine pseudo-membraneuse de
Vincent.

Température 39°5.

24 juillet, une éruption de scarlatine commence à paraî-
tre ; le soir, brusque ascension thermique ; la température
est de 39°9.

25 juillet, l'éruption de scarlatine étant devenue très
nette, on passe l'enfant au pavillon Trousseau.

La température a atteint 40°.

26 juillet, état actuel.

Erythème n° 2.

Enanthème très prononcé.

Langue rouge, ulcération gangréneuse siégeant sur le
voile du palais et empiétant sur la partie supérieure de
l'amygdale ; haleine très fétide ; adénopathie très marquée
des deux côtés.

Température 39°6, pouls rapide et petit.

La malade paraît profondément intoxiquée ; tendance au
refroidissement ; rien à noter dans les organes. Urines
normales.

27 juillet, l'ulcération creuse beaucoup ; la gangrène
gagne l'autre côté du voile après avoir complètement
envahi la luette ; sur le pourtour, la muqueuse est violacée
et congestionnée.

Les cultures donnent le même résultat que le 22 juillet.

28 juillet, nouvelles ulcérations de même nature sur la
base de la langue. Température : 39°1 et 38°9.

29 juillet, état de faiblesse très marquée ; température :
38°5, 38°.

30 juillet, la température remonte à 39°4 ; mort.

Autopsie : congestion des organes, surtout apparente au niveau du foie ; rate très diffluente.

Pas d'autres lésions gangréneuses.

Résumé : Scarlatine d'intensité moyenne, pas de diphtérie, angine gangréneuse, mort. A noter la présence du bacille de Vincent.

OBSERVATION V

Br... Emilie, 4 ans.

Entrée le 26 novembre 1901.

Parents bien portants.

Un autre enfant mort de méningite.

La malade a eu un érysipèle à 15 mois.

Depuis quelque temps elle aurait des quintes de coqueluche ?

L'éruption daterait de trois jours ; nous serions au cinquième jour de la maladie.

Erythème peu intense : n° 1 ; la température est de 40°2, le matin ; 40°5 le soir.

Délire, agitation, pouls fréquent mais bien frappé.

L'enfant paraît très abattue. Rien au cœur. Urines rares. Albuminurie.

A l'examen de la gorge, on remarque une rougeur très intense et un gonflement très prononcé ; les amygdales et le pharynx sont tapissés par des placards de produits gangréneux d'une horrible fétidité.

27 novembre, température 40°3. Mort dans le coma.

La culture donne du streptocoque, du staphylocoque, pas de diphtérie.

Traitement. Sérum artificiel, caféine.

Pas de bains par suite de la tendance à la lipothymie.

Autopsie. Les plaques de gangrène ont creusé très profondément; les ulcérations ont envahi la partie postérieure du voile.

Les organes sont congestionnés, les reins hypertrophiés.

En résumé : scarlatine maligne, gangrène et mort.

CHAPITRE II

Etiologie et Statistique

I. — *Causes prédisposantes*

Premier cas : L'enfant n'a rien présenté de particulier dans ses antécédents.

Deuxième cas : Quelques mois avant la scarlatine, l'enfant avait eu la varicelle puis la rougeole.

Troisième cas : L'enfant aurait eu la rougeole à 4 ans.

Quatrième cas : Coqueluche presque immédiatement avant la scarlatine.

Cinquième cas : L'enfant a eu un érysipèle à 15 mois.

Nous voyons donc que, dans un cas seulement, les antécédents personnels ne révèlent rien comme maladie antérieure.

Ajoutons, à propos de la varicelle, que lorsqu'elle vient s'ajouter à la scarlatine, ainsi que nous l'avons vu deux fois dans le service de M. Variot, elle tend à prendre un aspect spécial et devient une varicelle infectée, voire même gangréneuse.

II. — *Contagion*.

Les enfants, que nous avons observés, sont tous venus du dehors ; deux malades, il est vrai, nous ont été passés le même jour, du pavillon de la diphtérie ; nous ne considérons pas ces cas comme de contagion intérieure, ces enfants ayant été isolés individuellement.

Dans la production de ces gangrènes, ainsi que nous chercherons à l'établir plus loin, il faut faire une plus grande part aux associations microbiennes qu'à la cachexie et à l'hospitalisation, considérées par Rilliet et Barthez comme les causes les plus favorables au développement de la gangrène.

III. — *Statistique*

Nous avons recherché, dans la littérature médicale, les cas d'angine gangréneuse, complication de la scarlatine.

En dehors de Fothergill, des observations de Huxham, des traités classiques Rilliet et Barthez, Hénoch, Moizard, Wurtz et Bourges, nous avons examiné les statistiques récentes.

Le travail de M. Apert (1), portant sur la statistique des Enfants-Malades (année 1895), donne les résultats suivants :

Sur 239 cas, dont 14 décès, il n'y a pas eu d'angine

(1) *Société médicale*, 1896.

gangréneuse du pharynx ; on n'a observé qu'une gangrène de la peau, relatée sans aucun détail.

Dans la statistique de Charpentier, qui a trait aux scarlatines soignées à l'hôpital Trousseau, pendant l'année 1896, sur 554 cas, il y aurait eu un cas de gangrène de la bouche.

La statistique de Navarre (Enfants-Malades, 1899), relate 351 cas ; parmi eux, un enfant serait mort « au vingtième jour avec une température toujours au-dessus de 39° : il aurait présenté une glossite et des ulcérations qui auraient détruit les piliers antérieurs du voile ; un phlegmon du cou aurait causé la mort. »

La thèse de Maltrait (Enfants-Malades, 1900), portant sur 415 cas, ne donne rien.

Dans le travail de MM. Variot et Devé, aucun cas d'angine gangréneuse ne figure parmi les 525 observations ; ces auteurs cependant avaient signalé le grand nombre et l'importance des ulcérations. Enfin nous arrivons à la statistique de MM. Variot et Roy où ont figuré nos 5 cas sur les 339.

En additionnant ces différentes statistiques nous trouvons sur les 2413 cas, 5 angines gangréneuses très nettes et 2 où il y aurait eu des phénomènes gangréneux.

Nos recherches ont surtout porté sur les enfants, mais nous avons voulu nous rendre compte de la fréquence de ces gangrènes chez les adultes atteints de scarlatine et nous avons consulté la statistique de M. Roger à Aubervilliers. Le nombre total des cas

observés par cet auteur de 1896 à 1900, a été de 1727 ;
il n'y a eu qu'un cas d'angine gangréneuse.

Cet auteur a eu aussi à soigner 486 enfants et a
relaté trois cas d'angine gangréneuse.

IV. — *Age*

Par ces chiffres, nous voyons l'importance de l'âge ;
la scarlatine se rencontre plus fréquemment dans la
seconde enfance de 3 à 9 ans. Toutes les statistiques
déjà citées concordent à ce sujet.

Nos cas d'angine gangréneuse se sont présentés :

Le premier à 3 ans ; le deuxième à 4 ans ; le troisième
à 6 ans ; le quatrième à 2 ans ; le cinquième à 4 ans.

Ces observations prouvent la fréquence relative du
processus gangréneux dans la première enfance.

V. — *Sexe*

Le sexe ne paraît pas influer sur la production des
gangrènes : nous avons eu 2 garçons et 3 filles.

VI. — *Mortalité*

La mortalité est extrêmement élevée ; sur cinq cas,
nous avons quatre décès, soit une moyenne de 80 pour
100. Ces cas de mort interviennent dans la statistique
de MM. Variot et Roy.

339 scarlatines ; 18 décès, soit 5,30 pour 100. Donc

sur les 18 décès, 4 sont dus à la gangrène, soit presque le quart de la mortalité globale.

Cette statistique prouve l'influence du jeune âge sur la mortalité puisque nous y relevons 16 morts au-dessous de 6 ans et 2 seulement à 12 ans.

Rappelons enfin pour terminer que la mortalité globale a été de :

5,85 % dans la statistique de **MM.** Apert
8,8 — — — Charpentier
5,25 — — — Navarre
6 — — — Maltrait
5,33 — — — Variot et Devé
5,30 — — — Variot et Roy

Pour les adultes, la statistique de M. Roger donne un pourcentage de 2,2 % qui est à peu près le même pour les hôpitaux infectieux de Londres ; la mortalité est donc beaucoup plus élevée chez l'enfant.

CHAPITRE III

Anatomie pathologique

Les ulcérations, qui se rencontrent dans la fièvre scarlatine et dont nous avons montré l'importance pour le développement du processus gangréneux, se trouvent situées sur la face antérieure du voile, à l'union du pilier antérieur et de la face correspondante de la luette.

L'anatomie macroscopique ne nous a rien révélé de particulier, cependant nous avons pu nous rendre compte de l'intensité des lésions, qui avaient creusé très profondément.

Nous devons signaler un point qui, pensons-nous, doit être mis en lumière. Il ne faut pas, comme le dit notre maître M. Variot, se contenter, en clinique, de regarder les seules lésions visibles ; il faut aussi se reporter derrière le voile, dans l'arrière-cavité des fosses nasales où sont disposées des amygdales importantes ; là, en effet, il peut y avoir des lésions qui ne seront pas toujours décelées par le jetage.

Deux autopsies nous ont permis de vérifier l'exactitude de cet enseignement.

Nous avons toujours eu à faire à des lésions diffuses ; au début l'eschare était circonscrite mais bientôt elle s'étendait largement. Dans un cas cependant, trois ulcérations ont d'abord évolué séparément nous montrant, que l'on peut observer une forme circonscrite et une forme diffuse ainsi que Rilliet et Barthez l'avaient enseigné.

L'examen histologique a été pratiqué dans le service ; nous avons retrouvé les caractères de toute gangrène humide : altération des fibres conjonctives, des fibres musculaires et élastiques et la présence de nombreux leucocytes.

CHAPITRE IV

Bactériologie et pathogénie

Premier cas :

    1re culture : colonie pure de staphylocoques, pas de Löffler.

    2° culture (faite 2 jours après) : apparition du Löffler court.

Deuxième cas :

    1re culture : streptocoques.

    2e culture : (faite 8 jours après) : Löffler court.

Troisième cas :

    1re culture : Löffler long.

    2e culture (faite 6 jours après) disparition du bacille long ; apparition de streptocoques.

Quatrième cas :

    La culture donne des staphylocoques, des spirilles et du bacille fusiforme de Vincent.

Cinquième cas :

    Streptocoques et staphylocoques.

Ces recherches ont été faites au laboratoire de la diphtérie par M. Deguy.

De cette étude bactériologique, nous voulons tirer les conclusions suivantes :

D'une part la présence *précoce* dans trois cas sur cinq du bacille de Löffler, long ou court, nous met en contradiction avec l'opinion de MM. Würtz et Bourges, opinion déjà combattue par MM. Variot et Sevestre.

D'autre part, nous avons noté dans un cas la présence de spirilles et du bacille fusiforme de Vincent Cette « association fuso-spirillaire », qui paraît jouer un rôle dans le processus gangréneux, semble avoir aussi bien son importance dans la scarlatine, que dans l'angine, la diphtérie et le scorbut. (Simonin l'a notée quatre fois dans le scorbut.)

Cette « association fuso-spirillaire » interviendrait pour créer les ulcérations de la scarlatine : d'où perte de substance et mortification pouvant amener la gangrène. [Vincent (1) et Simonin (2)].

Rappelons que l'angine dipthérique, sous l'influence seule du bacille de Löffler peut amener la gangrène [Girode (3) Roux (4)]. — Enfin le virus streptococcique produirait également la nécrose.

M. Roger aurait aussi rencontré dans un cas d'ulcé-

(1) Vincent. *Annales de l'Institut Pasteur*, 1896-1899
(2) Simonin. *Société médicale des hôpitaux*, 1902 p. 239.
(3) Girode. *Revue de médecine*, 1891.
(4) Roux. *Annales de l'Institut Pasteur*, 1888-1898.

ration, un micro-organisme spécial le streptococcus ramosus.

Il y aurait lieu pour les examens de la gorge chez les scarlatineux de rechercher soigneusement, la présence de microbes anaérobies, dont on sait le rôle presque spécifique dans la plupart des processus gangréneux : angines (Veillon et Zuber) (1), gangrène pulmonaire (Guillemot) (2), otites (Rist) (3), suppurations périuréthrales (Cottet) (4) etc.

Nous nous excusons de ne pas avoir entrepris de recherches sur les anaérobies, nous avons voulu relater ces observations surtout au point de vue clinique.

Etudions maintenant la succession des lésions : l'amygdalite est le point de départ, l'angine gangréneuse la terminaison et entre elles, comme *anneau de la chaîne*, vient se placer l'ulcération. MM. Variot et Devé, dans leur statistique, la signalent 50 fois sur 525 cas ; MM. Variot et Roy 44 fois sur 339 cas.

Dans nos cinq observations, nous avons noté quatre fois l'ulcération ; dans la cinquième, il ne nous a pas été donné d'examiner le début des lésions.

Après la nécrose de la muqueuse survient la putré-

---

(1) Veillon et Zuber. Sur quelques microbes strictement anaérobies et leur rôle dans la pathologie humaine. — *Société de Biologie*. Paris 1867, pages 253-255.

(2) Guillemot. Recherches sur la gangrène pulmonaire. Thèse de Paris, 1899.

(3) Rist. Bactériologie des suppurations chroniques de l'oreille. Thèse de Paris 1898.

(4) Cottet. Recherches bactériologiques sur les suppurations périuréthrales. Thèse de Paris, 1899.

faction, entretenue non seulement par les microbes pyogènes, mais aussi par les microbes saprogènes. Cette nouvelles infection, à porte d'entrée amygdalienne, va permettre la diffusion dans l'organisme des produits putrides, bien plus toxiques qu'infectieux et produire l'intoxication générale qui emportera le malade au milieu des symptômes ataxo-adynamiques.

CHAPITRE V

Considérations générales

Nous étudierons dans ce chapitre quelques particularités observées dans le cours de ces angines.

I. — *Durée de la maladie*

Dans l'observation n° 1, le malade entre au troisième jour de l'infection et meurt au bout de 24 jours.

Dans l'observation n° 2, l'enfant succombe après 15 jours de la maladie.

Dans l'observation n° 3, les accidents évoluent pendant 20 jours, ce cas s'est terminé par la guérison; cet enfant était le plus âgé de ceux que nous avons eu à soigner.

Dans l'observation n° 4, l'enfant entre à l'hôpital malade depuis 8 jours, et meurt au bout de 9 jours.

Dans l'observation n° 5, l'enfant entre à l'hôpital malade depuis 5 jours et meurt 24 heures après.

II. — *Date d'apparition de la gangrène*

Premier cas : apparition de l'ulcération le neuvième jour de la maladie; deux jours après, elle est nettement gangréneuse.

Deuxième cas : apparition de l'ulcération le septième jour; elle devient gangréneuse le lendemain.

Troisième cas : apparition de l'ulcération le deuxième jour; elle ne devient gangréneuse que cinq jours après.

Quatrième cas : la gangrène apparaît au dixième jour.

Cinquième cas : l'enfant est arrivé en pleine évolution gangréneuse.

En résumé, le processus nécrotique s'établit presque d'emblée, pour se manifester, s'exagérer par la suite.

III. — *Marche*

Dans la première observation, la gangrène reste limitée au voile du palais.

Dans la deuxième, la gangrène apparaît d'abord aux piliers antérieurs pour s'étendre, quatre jours après, aux lèvres, à la racine du nez et à la région frontale.

Dans la troisième, il y a une extension aux gencives et à la langue.

Dans la quatrième, à la langue.

Dans la cinquième, les amygdales et le pharynx étaient complètement gangrénés.

IV. — *Rapport avec la gravité de la scarlatine*

Dans 4 cas l'angine a coïncidé avec une scarlatine de moyenne intensité, dans un cas seulement nous avons observé une scarlatine maligne hyperthermique.

V. — *Rapports de l'angine et de la fièvre*

Premier cas: La température oscille entre 40° et 40° 4 au début; légère rémission thermique (de 39°5 à 38° 6) jusqu'au neuvième jour où la température remonte à 40° à l'apparition de la gangrène; diminution au fur et à mesure de l'évolution jusqu'au dix-neuvième jour où une élévation de température (39°9) coïncide avec une éruption sérique; enfin période des oscillations terminales et mort le 24° jour (38°9).

Deuxième cas: La température reste toujonrs élevée au dessus 39°.

Troisième cas: La température, qui oscillait entre 38°2 et 38°6, monte à 39°4 à l'apparition de l'angine gangréneuse; vers le 22° jour elle tend vers la normale et s'y maintient; cependant les ulcérations persistent encore mais sont en voie de réparation.

Quatrième cas: Température moyenne de 39° 5, chute à 38° la veille de la mort qui a lieu en hyperthermie.

Cinquième cas : la température très élevée oscille entre 40° 2 et 40°5.

Nous retrouvons ici la confirmation de la grande loi réglant l'évolution générale de la scarlatiue : l'influence prédominante du processus angineux, de préférence à l'érythème, sur le cycle thermique.

VI. — *Rapport de l'angine et de l'éruption*

Erythème n° 2 dans 4 cas ; érythème n°1 dans un cas. L'érythème a disparu très rapidement sans retour de l'éruption ; la desquamation s'est faite normalement.

VII. — *Complications*

Dans nos observations, les complications ont été peu fréquentes. Les adénopathies ont été peu importantes, jamais purulentes. Nous avons eu un seul cas d'otite, par contre, otite double ; elle a fait son apparition tardivement et a bien guéri.

Nous n'avons à signaler qu'un cas d'albuminurie (observation n° 5), l'examen des urines a été fait chaque jour. Nous ne pouvons nous prononcer si nous avons eu à faire à un cas de néphrite ou d'albuminurie passagère ; nous avons cependant constaté à l'autopsie des reins hypertrophiés ; les cas d'albuminurie sont d'ailleurs devenus beaucoup moins fréquents. Sur la statistique déjà citée de **MM.** Variot et Roy, il n'y a eu sur les 339 cas, que 37 albuminuries légères et passagères,

3 cas de néphrite durable et confirmée ; notre observation rentre dans les 37 cas. Rien à noter du côté des articulations, du cœur, des poumons, du foie et du système nerveux.

Nous avons cherché dans la littérature médicale les cas de gangrène imputable à la scarlatine.

Olivier (1) relate une observation d'angine gangréneuse suivie de mort.

Vidal (2), une gangrène du pharynx, de l'amygdale, des fosses nasales et de la base de la langue s'étant terminée par la mort.

Davaine (3) un cas de gangrène de l'amygdale, suivie de guérison.

Fischl de Hohenmauth (4) rapporte un cas de scarlatine avec gangrène du tissu cellulaire de la région sous-maxillaire suivie d'hémiplégie ; la mort survient dans la quatrième semaine de la maladie.

Dans leur traité, Rilliet et Barthez signalent différentes observations de gangrène. Ces auteurs auraient vu 2 cas de gangrène du larynx, un du poumon consécutive à une angine gangréneuse.

Langenbech relate trois cas de gangrène : 1º de l'extrémité des doigts ; 2ᵉ de la pointe du nez ; 3ᵉ des paupières.

(1) Olivier *Journal de médecine de Lyon*, 1485, VIII, pages 410-414.
(2) Vidal. *Bulletin de la Société anatomique*. Paris 1854, XXIX. page 260.
(3) Davaine. *Société de biologie de Paris*, 1855, II, page 49-51.
(4) Fischl. *Allgemeine Wiener medizinische Zeitung*, 1862. VII page 316.

Graves : une gangrène des deux yeux et une gangrène
péri-anale ; Navier : trachée et œsophage ; Lecat et
Lieutaud : intestin ; Chambon : eschare de la peau ;
Sanné : nécrose de l'orbite (1). Enfin Hénoch dans ses
leçons cliniques signale deux cas d'ouverture des jugu-
laires ; et Moizard, dans le traité des maladies de l'enfance de Grancher, relate deux cas d'ouverture de la
carotide interne ; ces deux derniers faits auraient été
rapportés par Gautier et Vaugham.

Plus récemment Raybaud a publié une observation
de gangrène de l'amygdale et mort par thrombose des
sinus de la dure-mère (2).

(1) Rilliet et Barthez. *Maladies des enfants*, III.
(2) Raybaud. *Marseille médical*, 1900, XXXVII, 749-755.

CHAPITRE VI

I. — *Diagnostic*

L'angine gangréneuse est d'un diagnostic facile.

Dans les cas où l'éruption scarlatineuse aurait été fugace, la gangrène secondaire pourrait être prise pour une gangrène primitive, mais les commémoratifs, l'état spécial de la langue, la présence d'ulcérations permettront de ne point faire l'erreur.

Dans le cas où la gangrène siègerait très bas et surtout chez les enfants où l'examen de la cavité bucco-pharyngienne est souvent difficile, le diagnostic pourrait rester en suspens, la fétidité de l'haleine étant le seul symptôme une stomatite ulcéro-membraneuse, un noma, une gangrène pulmonaire pourraient être invoqués dans sa production.

Si l'angine est nettement visible, l'enfant facile à examiner, il reste pourtant une question à résoudre. Dans trois cas, comme nous l'avons vu, le bacille de Löffler est venu compliquer la scarlatine, il y a donc pour ainsi dire trois diagnostics à poser : scarlatine, diphtérie ou gangrène. Dans ces cas, le diagnostic clinique sera très difficile et aura plus que jamais besoin du contrôle bactériologique.

II. — *Pronostic*

Le pronostic de l'angine gangréneuse secondaire à la scarlatine est excessivement grave : lorsqu'on sera appelé à la période d'ulcération, il sera souvent difficile de savoir si celle-ci restera stationnaire ou si elle évoluera vers la gangrène ; le jeune âge, des antécédents personnels chargés devront assombrir le pronostic.

L'examen des organes : cœur, poumon, foie, l'analyse des urines fourniront des renseignements précieux sur les complications qui pourront se produire.

CHAPITRE VII

Traitement

Nous allons rappeler très brièvement le traitement de la scarlatine et de la diphtérie; nous nous occuperons surtout du traitement de l'angine gangréneuse.

Pour la scarlatine, voici les règles suivies dans le service au pavillon Trousseau :

Très bonnes conditions hygiéniques ; malades isolés individuellement dans les cas d'angine grave.

Contre l'hyperthermie, les bains tièdes à 30° ont eu une influence suffisante sur l'abaissement thermique et ont été très bien supportés par les malades.

Huile mentholée ou vaseline boriquée dans le nez.

Attouchements et lavages antiseptiques de la bouche.

Pour l'alimentation, le régime lacté absolu, et continué pendant un mois environ, a donné d'excellents résultats ; les néphrites sont devenues très rares : 3 cas sur 339.

Contre la diphtérie, les injections de sérum ont été pratiquées.

Traitement de l'angine gangréneuse. — Celui-ci a été local et général.

Traitement local. — Hénoch conseille d'employer le sulfate de zinc dans les proportions :

Sulfate de zinc.............. 0 gr. 50
Eau distillée .... 30 gr.

M. Gaucher donne la formule suivante :

Camphre
Acide phénique $\Big\}$ ââ 5
Huile stérilisée.. 10 à 15 grammes

M. Variot a d'abord traité ses malades avec de la glycérine au sublimé, résorcinée ou phéniquée.

Pour les cas qui se sont produits au mois de juillet, nous avons employé le permanganate de potasse et l'eau oxygénée.

Ces antiseptiques étaient appliqués au niveau des ulcérations, pendant quelques instants, au moyen de tampons imbibés d'une solution de permanganate à $\frac{1}{1000}$ ou d'eau oxygénée pure à 12 volumes; l'eau oxygénée nous a paru donner de meilleurs résultats. Il faut avoir soin de neutraliser, par le bicarbonate de soude, l'acide chlorhydrique ou sulfurique qu'elle contient et ajouter, pour sa conservation, un peu d'acide borique (25 gr. par litre).

Le *traitement général* a surtout été employé dans les cas où il a fallu remonter l'organisme : sérum physiologique, digitale, caféine, etc.

Quant à l'otite, elle a été traitée de la façon suivante : huile phéniquée dans l'oreille et drainage avec de la gaze stérilisée. Au point de vue prophylactique, les malades devront être isolés individuellement pour éviter toute contagion.

CONCLUSIONS

1° Le PROCESSUS GANGRÉNEUX est presque constant dans l'angine de la scarlatine et se traduit par la fréquence des érosions et des ulcérations bucco-pharyngées, simples et bénignes.

2° L'ANGINE GANGRÉNEUSE n'est que l'exagération exceptionnelle de ce processus nécrotique normal, mais avec une gravité toute particulière (4 morts sur 5 observations).

3° D'ailleurs, la gangrène bucco-pharyngée scarlatineuse ne présente pas de flore microbienne spécifique, distincte de celle des angines avec ou sans exsudat qui s'observent au cours de la scarlatine normale. Toutefois le streptocoque s'y trouve d'ordinaire associé, soit aux germes vulgaires, hôtes habituels de la gorge, soit au bacille dipthérique, même précocement, soit aux spirilles et bacilles de Vincent, soit enfin aux microbes anaérobies dont on sait le rôle presque spécifique dans tous les processus gangréneux.

4° L'angine gangréneuse n'est pas la complication tardive et secondaire d'un processus angineux normal: elle se montre nécrotique d'emblée (rarement après le premier septenaire), quitte à se manifester et à s'exagérer par la suite. De toute façon on retrouve la confirmation de la grande loi réglant l'évolution générale de la scarlatine : L'influence prédominante du processus angineux, de préférence à l'érythème, sur le cycle thermique.

INDEX BIBLIOGRAPHIQUE

Traités classiques

Cadet de Gassicourt. *Traité clinique des maladies de l'enfance*, 1887, 2ᵉ édition, tome II, 396.

D'Espine et Picot. *Traité pratique des maladies de l'enfance*, 6ᵉ édition, 1899, page 55.

Hénoch. *Leçons cliniques sur les maladies des enfants*, traduction Hendric, 1885, page 504.

Picot. *Article scarlatine du nouveau Dictionnaire de Médecine et de Chirurgie pratiques*, 1882, vol. 32, page 511.

Rilliet et Barthez. *Traité clinique des maladies de l'enfance*, t. III, p. 72 à 187.

Traité de Médecine Charcot-Bouchard, tome II, pages 450-451, tome III, pages 50-197. (Amygdalite, angines aiguës).

Traité de médecine et de thérapeutique, Brouardel, Gilbert et Girode. *Article scarlatine*, par Wurtz.

Traité des maladies de l'enfance, Grancher, Comby et Marfan. *Article scarlatine*, par Moizard.

Thèses

Bergé. *Pathogénie de la scarlatine*, Paris 1889.

Bourges. *Les angines de la scarlatine*, Paris 1891.

Charpentier. *La scarlatine à l'hôpital Trousseau en 1896*, Paris 1897.

Duval. *Amygdales, infection et contagion*, Paris 1900.

Mage. *Influence du processus angineux sur le cycle thermique*, Paris 1901.

Maltrait. *De la scarlatine à l'hôpital des Enfants-Malades*.

Navarre. *De la scarlatine à l'hôpital des Enfants-Malades pendant l'année 1899*, Paris 1900.

Odent. *Angine pseudo-membraneuse au cours de la scarlatine*, Paris 1887.

Sallard. *Amygdalites aiguës*, Paris 1900.

Mémoires et Communications

Apert. *Statistique de la scarlatine à l'hôpital des Enfants-Malades pendant l'année 1895*, Société médicale des Hôpitaux, 1896.

Bourges et Wurtz. *Recherches bactériologiques sur l'angine pseudo-diphtérique de la scarlatine*, Archives de médecine expérimentale, mai 1890.

Davaine. *De la gangrène de l'amygdale dans la scarlatine*, Société de Biologie de Paris, 1855, II pages 49-51.

Fiessinger. *Les érythèmes scarlatinoïdes*, Semaine médicale, 8 juillet 1893.

Fischl. Allgemeine Wiener medizinische Zeitung, 1862, VII, p. 316.

Fothergill. *Description du mal de gorge accompagné d'ulcères*, qui a paru ces dernières années à Londres ; traduction de l'anglais, par M. de la Chapelle, Paris 1749.

Girod. *Diphtérie et gangrène*, Revue de médecine, 1891.

Jaccoud. Gazette des Hôpitaux, juin 1891.

Letulle. *Angine de Vincent*, Presse médicale, 1900, II, p. 411.

Ollivier. *Scarlatine suivie d'angine gangréneuse*, Journal de médecine de Lyon, 1845, pages 410-414.

Raybaud. Marseille médical, 1900, XXXVII, p. 749-755.

Roux. Annales de l'Institut Pasteur, 1888-1889.

Simonin. *Les complications de l'angine de Vincent; leur pathogénie*, Société médicale des Hôpitaux, 1902, page 239.

Siredey et Mantome. *Stomatite ulcéro-membraneuse, staphylo-palatine avec bacilles fusi-formes et spirilles de Vincent. Presse médicale*, II, 1901, page 142.

Variot et Devé. Bulletin de la Société médicale des Hôpitaux, 1900.

Variot et Roy. Société médicale des Hôpitaux, mai 1901.

Veillon et Zuber. Société de Biologie, Paris 1897, pages 253-255.

Vidal. *Angine et glossite gangréneuse succédant à une angine pseudo-membraneuse, suite de scarlatine*, Bulletin de la Société anatomique, Paris, 1854, XXIX, page 260.

Vincent. Annales de l'Institut Pasteur, 1896-1899.

SOCIÉTÉ D'IMPRESSIONS, SENS-PARIS